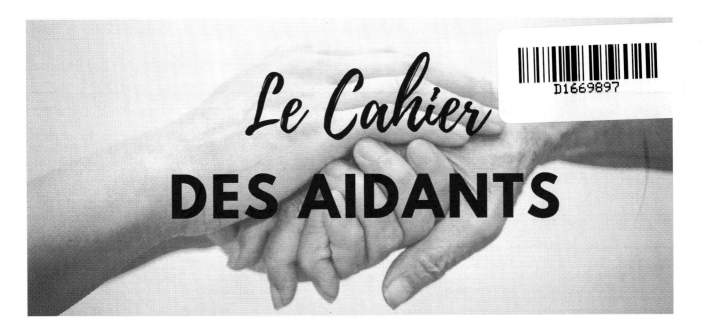

Le Cahier DES AIDANTS

Bienvenue

Vous allez pouvoir consigner ici l'ensemble des éléments me concernant et y trouver la réponse à toutes vos questions.

CONTACTS

NOM DU PROCHE RÉFÉRENT À CONTACTER EN CAS D'URGENCE

NOM
LIEN DE PARENTÉ
TÉLÉPHONE
COURRIEL

2ÈME PROCHE RÉFÉRENT EN CAS D'INDISPONIBILITÉ

NOM
LIEN DE PARENTÉ
TÉLÉPHONE
COURRIEL

PERSONNE À CONTACTER POUR UNE QUESTION SUR LE LOGEMENT

NOM
TÉLÉPHONE
COURRIEL

MÉDECIN RÉFÉRENT

NOM
ADRESSE
TÉLÉPHONE
COURRIEL

SANTÉ

PHARMACIE

NOM
ADRESSE
TÉLÉPHONE
COURRIEL

NOM
ADRESSE
TÉLÉPHONE
COURRIEL

KINÉ

NOM
ADRESSE
TÉLÉPHONE
COURRIEL

PÉDICURE

NOM
ADRESSE
TÉLÉPHONE
COURRIEL

INFIRMIÈRE

NOM
ADRESSE
TÉLÉPHONE
COURRIEL

NOM
ADRESSE
TÉLÉPHONE
COURRIEL

AUTRES PROFESSIONNELS

NOM
ADRESSE
TÉLÉPHONE
COURRIEL

NOM
ADRESSE
TÉLÉPHONE
COURRIEL

VIE QUOTIDIENNE

MÉNAGE

NOM
SOCIÉTÉ
TÉLÉPHONE
COURRIEL

COIFFEUR

NOM
ADRESSE
TÉLÉPHONE
COURRIEL

LIVRAISON REPAS

NOM
SOCIÉTÉ
TÉLÉPHONE
COURRIEL

AUXILIAIRE DE VIE

NOM
SOCIÉTÉ
TÉLÉPHONE
COURRIEL

ALLERGIES CONNUES

TAILLE DE COUCHES

MODÈLE DE COUCHES

AUTRE

Pour commander un nouvel exemplaire de ce cahier, retrouvez moi sur mon site d'auteur
nathaliebourienne.fr

FICHE DE PRÉSENTATION

NOM : **PRÉNOM :**

DATE NAISSANCE : **SURNOM :**
LANGUE : **POIDS :** **TAILLE :**

MES HABITUDES DE VIE

MES RITUELS QUOTIDIENS :

CE QUE JE SAIS FAIRE SEUL(E) :

CE POUR QUOI J'AI BESOIN D'AIDE :

MES DIFFICULTES AU QUOTIDIEN :

CE QUE J'AIME / N'AIME PAS

CE QUE J'AIME :

CE QUE JE N'AIME PAS :

MES ACTIVITÉS PRÉFÉRÉES :

MES PROGRAMMES TÉLÉVISION PRÉFÉRÉS :

MES MUSIQUES PRÉFÉRÉES :

MES LIVRES PRÉFÉRÉS :

CE QUI ME CALME

MES PATHOLOGIES

MES TRAITEMENTS

MES ALIMENTS PRÉFÉRÉS ET / OU AVERSIONS

\+

\-

NOTES PERSONNELLES

DATE :　　　NOM :

DATE :　　　NOM :

DATE :　　　NOM :

NOTES PERSONNELLES

DATE :   **NOM :**

DATE :   **NOM :**

DATE :   **NOM :**

NOTES PERSONNELLES

DATE : **NOM :**

DATE : **NOM :**

DATE : **NOM :**

PROGRAMME DE LA JOURNÉE

DATE :

INDIQUER SI COOPÉRATION POUR RÉALISER L'ACTION

	QUI	ACTION	👍	👎
7H				
8H				
9H				
10H				
11H				
12H				
13H				
14H				
15H				
16H				
17H				
18H				
19H				
20H				
21H				
22H				
23H				
NUIT				

PRISES DE REPAS

MATIN			
MIDI			
GOÛTER			
SOIR			
NUIT			

NOTES

MÉDICAMENTS

MATIN	
MIDI	
GOÛTER	
SOIR	
NUIT	

HYDRATATION

MATIN		
MIDI		
GOÛTER		
SOIR		
NUIT		

DOULEURS

 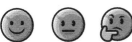

HUMEUR DU JOUR

 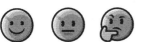

CHANGES

MATIN	
MIDI	
GOÛTER	
SOIR	
NUIT	

URINES

MATIN		
MIDI		
GOÛTER		
SOIR		
NUIT		

SELLES

MATIN	
MIDI	
GOÛTER	
SOIR	
NUIT	

PROGRAMME DE LA JOURNÉE

DATE :

INDIQUER SI COOPÉRATION POUR RÉALISER L'ACTION

	QUI	ACTION	👍	👎
7H				
8H				
9H				
10H				
11H				
12H				
13H				
14H				
15H				
16H				
17H				
18H				
19H				
20H				
21H				
22H				
23H				
NUIT				

PRISES DE REPAS

- MATIN
- MIDI
- GOÛTER
- SOIR
- NUIT

NOTES

MÉDICAMENTS

- MATIN
- MIDI
- GOÛTER
- SOIR
- NUIT

HYDRATATION

- MATIN
- MIDI
- GOÛTER
- SOIR
- NUIT

DOULEURS

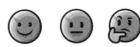

HUMEUR DU JOUR

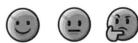

CHANGES

- MATIN
- MIDI
- GOÛTER
- SOIR
- NUIT

URINES

- MATIN
- MIDI
- GOÛTER
- SOIR
- NUIT

SELLES

- MATIN
- MIDI
- GOÛTER
- SOIR
- NUIT

PROGRAMME DE LA JOURNÉE

DATE :

INDIQUER SI COOPÉRATION POUR RÉALISER L'ACTION

	QUI	ACTION	👍	👎
7H				
8H				
9H				
10H				
11H				
12H				
13H				
14H				
15H				
16H				
17H				
18H				
19H				
20H				
21H				
22H				
23H				
NUIT				

PRISES DE REPAS

MATIN			
MIDI			
GOÛTER			
SOIR			
NUIT			

NOTES

MÉDICAMENTS

 ✓

MATIN	
MIDI	
GOÛTER	
SOIR	
NUIT	

HYDRATATION

 ✓ ✓

MATIN		
MIDI		
GOÛTER		
SOIR		
NUIT		

DOULEURS

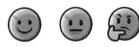

HUMEUR DU JOUR

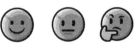

CHANGES

 ✓

MATIN	
MIDI	
GOÛTER	
SOIR	
NUIT	

URINES

✓ ✓

MATIN		
MIDI		
GOÛTER		
SOIR		
NUIT		

SELLES

✓

MATIN	
MIDI	
GOÛTER	
SOIR	
NUIT	

PROGRAMME DE LA JOURNÉE

DATE :

INDIQUER SI COOPÉRATION POUR RÉALISER L'ACTION

	QUI	ACTION	👍	👎
7H				
8H				
9H				
10H				
11H				
12H				
13H				
14H				
15H				
16H				
17H				
18H				
19H				
20H				
21H				
22H				
23H				
NUIT				

PRISES DE REPAS

- MATIN
- MIDI
- GOÛTER
- SOIR
- NUIT

NOTES

MÉDICAMENTS

- MATIN
- MIDI
- GOÛTER
- SOIR
- NUIT

HYDRATATION

- MATIN
- MIDI
- GOÛTER
- SOIR
- NUIT

DOULEURS

 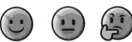

HUMEUR DU JOUR

  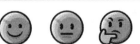

CHANGES

- MATIN
- MIDI
- GOÛTER
- SOIR
- NUIT

URINES

- MATIN
- MIDI
- GOÛTER
- SOIR
- NUIT

SELLES

- MATIN
- MIDI
- GOÛTER
- SOIR
- NUIT

PROGRAMME DE LA JOURNÉE

DATE :

INDIQUER SI COOPÉRATION POUR RÉALISER L'ACTION

	QUI	ACTION	👍	👎
7H				
8H				
9H				
10H				
11H				
12H				
13H				
14H				
15H				
16H				
17H				
18H				
19H				
20H				
21H				
22H				
23H				
NUIT				

PRISES DE REPAS

MATIN			
MIDI			
GOÛTER			
SOIR			
NUIT			

NOTES

MÉDICAMENTS

MATIN	
MIDI	
GOÛTER	
SOIR	
NUIT	

HYDRATATION

MATIN		
MIDI		
GOÛTER		
SOIR		
NUIT		

DOULEURS

HUMEUR DU JOUR

CHANGES

MATIN	
MIDI	
GOÛTER	
SOIR	
NUIT	

URINES

MATIN		
MIDI		
GOÛTER		
SOIR		
NUIT		

SELLES

MATIN	
MIDI	
GOÛTER	
SOIR	
NUIT	

PROGRAMME DE LA JOURNÉE

DATE :

INDIQUER SI COOPÉRATION POUR RÉALISER L'ACTION

	QUI	ACTION	👍	👎
7H				
8H				
9H				
10H				
11H				
12H				
13H				
14H				
15H				
16H				
17H				
18H				
19H				
20H				
21H				
22H				
23H				
NUIT				

PRISES DE REPAS

MATIN			
MIDI			
GOÛTER			
SOIR			
NUIT			

NOTES

MÉDICAMENTS

MATIN	
MIDI	
GOÛTER	
SOIR	
NUIT	

HYDRATATION

MATIN		
MIDI		
GOÛTER		
SOIR		
NUIT		

DOULEURS

HUMEUR DU JOUR

CHANGES

MATIN	
MIDI	
GOÛTER	
SOIR	
NUIT	

URINES

MATIN		
MIDI		
GOÛTER		
SOIR		
NUIT		

SELLES

MATIN	
MIDI	
GOÛTER	
SOIR	
NUIT	

PROGRAMME DE LA JOURNÉE

DATE :

INDIQUER SI COOPÉRATION POUR RÉALISER L'ACTION

QUI	ACTION	👍	👎
7H			
8H			
9H			
10H			
11H			
12H			
13H			
14H			
15H			
16H			
17H			
18H			
19H			
20H			
21H			
22H			
23H			
NUIT			

PRISES DE REPAS

MATIN			
MIDI			
GOÛTER			
SOIR			
NUIT			

NOTES

MÉDICAMENTS

MATIN	
MIDI	
GOÛTER	
SOIR	
NUIT	

HYDRATATION

MATIN		
MIDI		
GOÛTER		
SOIR		
NUIT		

DOULEURS

HUMEUR DU JOUR

CHANGES

MATIN	
MIDI	
GOÛTER	
SOIR	
NUIT	

URINES

MATIN		
MIDI		
GOÛTER		
SOIR		
NUIT		

SELLES

MATIN	
MIDI	
GOÛTER	
SOIR	
NUIT	

PROGRAMME DE LA JOURNÉE

DATE :

INDIQUER SI COOPÉRATION POUR RÉALISER L'ACTION

	QUI	ACTION	👍	👎
7H				
8H				
9H				
10H				
11H				
12H				
13H				
14H				
15H				
16H				
17H				
18H				
19H				
20H				
21H				
22H				
23H				
NUIT				

PRISES DE REPAS

- MATIN
- MIDI
- GOÛTER
- SOIR
- NUIT

NOTES

MÉDICAMENTS

- MATIN
- MIDI
- GOÛTER
- SOIR
- NUIT

HYDRATATION

- MATIN
- MIDI
- GOÛTER
- SOIR
- NUIT

DOULEURS

  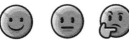

HUMEUR DU JOUR

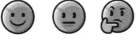

CHANGES

- MATIN
- MIDI
- GOÛTER
- SOIR
- NUIT

URINES

- MATIN
- MIDI
- GOÛTER
- SOIR
- NUIT

SELLES

- MATIN
- MIDI
- GOÛTER
- SOIR
- NUIT

PROGRAMME DE LA JOURNÉE

DATE :

INDIQUER SI COOPÉRATION POUR RÉALISER L'ACTION

	QUI	ACTION	👍	👎
7H				
8H				
9H				
10H				
11H				
12H				
13H				
14H				
15H				
16H				
17H				
18H				
19H				
20H				
21H				
22H				
23H				
NUIT				

PRISES DE REPAS

MATIN			
MIDI			
GOÛTER			
SOIR			
NUIT			

NOTES

MÉDICAMENTS

MATIN	
MIDI	
GOÛTER	
SOIR	
NUIT	

HYDRATATION

MATIN		
MIDI		
GOÛTER		
SOIR		
NUIT		

DOULEURS

HUMEUR DU JOUR

CHANGES

MATIN	
MIDI	
GOÛTER	
SOIR	
NUIT	

URINES

MATIN		
MIDI		
GOÛTER		
SOIR		
NUIT		

SELLES

MATIN	
MIDI	
GOÛTER	
SOIR	
NUIT	

PROGRAMME DE LA JOURNÉE

DATE :

INDIQUER SI COOPÉRATION POUR RÉALISER L'ACTION

QUI	ACTION	👍	👎

- 7H
- 8H
- 9H
- 10H
- 11H
- 12H
- 13H
- 14H
- 15H
- 16H
- 17H
- 18H
- 19H
- 20H
- 21H
- 22H
- 23H
- NUIT

PRISES DE REPAS

MATIN			
MIDI			
GOÛTER			
SOIR			
NUIT			

NOTES

MÉDICAMENTS

- MATIN
- MIDI
- GOÛTER
- SOIR
- NUIT

HYDRATATION

- MATIN
- MIDI
- GOÛTER
- SOIR
- NUIT

DOULEURS

HUMEUR DU JOUR

CHANGES

- MATIN
- MIDI
- GOÛTER
- SOIR
- NUIT

URINES

- MATIN
- MIDI
- GOÛTER
- SOIR
- NUIT

SELLES

- MATIN
- MIDI
- GOÛTER
- SOIR
- NUIT

PROGRAMME DE LA JOURNÉE

DATE :

INDIQUER SI COOPÉRATION POUR RÉALISER L'ACTION

QUI	ACTION	👍	👎

- 7H
- 8H
- 9H
- 10H
- 11H
- 12H
- 13H
- 14H
- 15H
- 16H
- 17H
- 18H
- 19H
- 20H
- 21H
- 22H
- 23H
- NUIT

PRISES DE REPAS

- MATIN
- MIDI
- GOÛTER
- SOIR
- NUIT

NOTES

MÉDICAMENTS

 ✓

- MATIN
- MIDI
- GOÛTER
- SOIR
- NUIT

HYDRATATION

 ✓ ✓

- MATIN
- MIDI
- GOÛTER
- SOIR
- NUIT

DOULEURS

HUMEUR DU JOUR

CHANGES

 ✓

- MATIN
- MIDI
- GOÛTER
- SOIR
- NUIT

URINES

✓ ✓

- MATIN
- MIDI
- GOÛTER
- SOIR
- NUIT

SELLES

✓

- MATIN
- MIDI
- GOÛTER
- SOIR
- NUIT

PROGRAMME DE LA JOURNÉE

DATE :

INDIQUER SI COOPÉRATION POUR RÉALISER L'ACTION

QUI	ACTION	👍	👎
7H			
8H			
9H			
10H			
11H			
12H			
13H			
14H			
15H			
16H			
17H			
18H			
19H			
20H			
21H			
22H			
23H			
NUIT			

PRISES DE REPAS

MATIN			
MIDI			
GOÛTER			
SOIR			
NUIT			

NOTES

MÉDICAMENTS

MATIN	
MIDI	
GOÛTER	
SOIR	
NUIT	

HYDRATATION

MATIN		
MIDI		
GOÛTER		
SOIR		
NUIT		

DOULEURS

HUMEUR DU JOUR

CHANGES

MATIN	
MIDI	
GOÛTER	
SOIR	
NUIT	

URINES

MATIN		
MIDI		
GOÛTER		
SOIR		
NUIT		

SELLES

MATIN	
MIDI	
GOÛTER	
SOIR	
NUIT	

PROGRAMME DE LA JOURNÉE

DATE :

INDIQUER SI COOPÉRATION POUR RÉALISER L'ACTION

QUI	ACTION	👍	👎
7H			
8H			
9H			
10H			
11H			
12H			
13H			
14H			
15H			
16H			
17H			
18H			
19H			
20H			
21H			
22H			
23H			
NUIT			

PRISES DE REPAS

MATIN
MIDI
GOÛTER
SOIR
NUIT

NOTES

MÉDICAMENTS

MATIN
MIDI
GOÛTER
SOIR
NUIT

HYDRATATION

MATIN
MIDI
GOÛTER
SOIR
NUIT

DOULEURS

HUMEUR DU JOUR

CHANGES

MATIN
MIDI
GOÛTER
SOIR
NUIT

URINES

MATIN
MIDI
GOÛTER
SOIR
NUIT

SELLES

MATIN
MIDI
GOÛTER
SOIR
NUIT

PROGRAMME DE LA JOURNÉE

DATE :

INDIQUER SI COOPÉRATION POUR RÉALISER L'ACTION

	QUI	ACTION	👍	👎
7H				
8H				
9H				
10H				
11H				
12H				
13H				
14H				
15H				
16H				
17H				
18H				
19H				
20H				
21H				
22H				
23H				
NUIT				

PRISES DE REPAS

MATIN			
MIDI			
GOÛTER			
SOIR			
NUIT			

NOTES

MÉDICAMENTS

MATIN	
MIDI	
GOÛTER	
SOIR	
NUIT	

HYDRATATION

MATIN		
MIDI		
GOÛTER		
SOIR		
NUIT		

DOULEURS

HUMEUR DU JOUR

CHANGES

MATIN	
MIDI	
GOÛTER	
SOIR	
NUIT	

URINES

MATIN		
MIDI		
GOÛTER		
SOIR		
NUIT		

SELLES

MATIN	
MIDI	
GOÛTER	
SOIR	
NUIT	

PROGRAMME DE LA JOURNÉE

DATE :

INDIQUER SI COOPÉRATION POUR RÉALISER L'ACTION

	QUI	ACTION	👍	👎
7H				
8H				
9H				
10H				
11H				
12H				
13H				
14H				
15H				
16H				
17H				
18H				
19H				
20H				
21H				
22H				
23H				
NUIT				

PRISES DE REPAS

MATIN			
MIDI			
GOÛTER			
SOIR			
NUIT			

NOTES

MÉDICAMENTS

MATIN	
MIDI	
GOÛTER	
SOIR	
NUIT	

HYDRATATION

MATIN		
MIDI		
GOÛTER		
SOIR		
NUIT		

DOULEURS

HUMEUR DU JOUR

  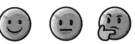

CHANGES

MATIN	
MIDI	
GOÛTER	
SOIR	
NUIT	

URINES

MATIN		
MIDI		
GOÛTER		
SOIR		
NUIT		

SELLES

MATIN	
MIDI	
GOÛTER	
SOIR	
NUIT	

PROGRAMME DE LA JOURNÉE

DATE :

INDIQUER SI COOPÉRATION POUR RÉALISER L'ACTION

QUI	ACTION	👍	👎

- 7H
- 8H
- 9H
- 10H
- 11H
- 12H
- 13H
- 14H
- 15H
- 16H
- 17H
- 18H
- 19H
- 20H
- 21H
- 22H
- 23H
- NUIT

PRISES DE REPAS

MATIN			
MIDI			
GOÛTER			
SOIR			
NUIT			

NOTES

MÉDICAMENTS

 ✓

MATIN	
MIDI	
GOÛTER	
SOIR	
NUIT	

HYDRATATION

 ✓ ✓

MATIN		
MIDI		
GOÛTER		
SOIR		
NUIT		

DOULEURS

HUMEUR DU JOUR

CHANGES

 ✓

MATIN	
MIDI	
GOÛTER	
SOIR	
NUIT	

URINES

 ✓ ✓

MATIN		
MIDI		
GOÛTER		
SOIR		
NUIT		

SELLES

 ✓

MATIN	
MIDI	
GOÛTER	
SOIR	
NUIT	

PROGRAMME DE LA JOURNÉE

DATE :

INDIQUER SI COOPÉRATION POUR RÉALISER L'ACTION

	QUI	ACTION	👍	👎
7H				
8H				
9H				
10H				
11H				
12H				
13H				
14H				
15H				
16H				
17H				
18H				
19H				
20H				
21H				
22H				
23H				
NUIT				

PRISES DE REPAS

MATIN			
MIDI			
GOÛTER			
SOIR			
NUIT			

NOTES

MÉDICAMENTS

MATIN	
MIDI	
GOÛTER	
SOIR	
NUIT	

HYDRATATION

MATIN		
MIDI		
GOÛTER		
SOIR		
NUIT		

DOULEURS

HUMEUR DU JOUR

  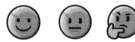

CHANGES

MATIN	
MIDI	
GOÛTER	
SOIR	
NUIT	

URINES

MATIN		
MIDI		
GOÛTER		
SOIR		
NUIT		

SELLES

MATIN	
MIDI	
GOÛTER	
SOIR	
NUIT	

PROGRAMME DE LA JOURNÉE

DATE :

INDIQUER SI COOPÉRATION POUR RÉALISER L'ACTION

	QUI	ACTION	👍	👎
7H				
8H				
9H				
10H				
11H				
12H				
13H				
14H				
15H				
16H				
17H				
18H				
19H				
20H				
21H				
22H				
23H				
NUIT				

PRISES DE REPAS

	👎	👍	👍👍
MATIN			
MIDI			
GOÛTER			
SOIR			
NUIT			

NOTES

MÉDICAMENTS

 ✓

MATIN	
MIDI	
GOÛTER	
SOIR	
NUIT	

HYDRATATION

 ✓ ✓

MATIN		
MIDI		
GOÛTER		
SOIR		
NUIT		

DOULEURS

HUMEUR DU JOUR

CHANGES

 ✓

MATIN	
MIDI	
GOÛTER	
SOIR	
NUIT	

URINES

 ✓ ✓

MATIN		
MIDI		
GOÛTER		
SOIR		
NUIT		

SELLES

✓

MATIN	
MIDI	
GOÛTER	
SOIR	
NUIT	

PROGRAMME DE LA JOURNÉE

DATE :

INDIQUER SI COOPÉRATION POUR RÉALISER L'ACTION

QUI	ACTION	👍	👎
7H			
8H			
9H			
10H			
11H			
12H			
13H			
14H			
15H			
16H			
17H			
18H			
19H			
20H			
21H			
22H			
23H			
NUIT			

PRISES DE REPAS

MATIN			
MIDI			
GOÛTER			
SOIR			
NUIT			

NOTES

MÉDICAMENTS

- MATIN
- MIDI
- GOÛTER
- SOIR
- NUIT

HYDRATATION

- MATIN
- MIDI
- GOÛTER
- SOIR
- NUIT

DOULEURS

HUMEUR DU JOUR

CHANGES

- MATIN
- MIDI
- GOÛTER
- SOIR
- NUIT

URINES

- MATIN
- MIDI
- GOÛTER
- SOIR
- NUIT

SELLES

- MATIN
- MIDI
- GOÛTER
- SOIR
- NUIT

PROGRAMME DE LA JOURNÉE

DATE :

INDIQUER SI COOPÉRATION POUR RÉALISER L'ACTION

QUI	ACTION	👍	👎
7H			
8H			
9H			
10H			
11H			
12H			
13H			
14H			
15H			
16H			
17H			
18H			
19H			
20H			
21H			
22H			
23H			
NUIT			

PRISES DE REPAS

MATIN			
MIDI			
GOÛTER			
SOIR			
NUIT			

NOTES

MÉDICAMENTS

	✓
MATIN	
MIDI	
GOÛTER	
SOIR	
NUIT	

HYDRATATION

	✓	✓
MATIN		
MIDI		
GOÛTER		
SOIR		
NUIT		

DOULEURS

HUMEUR DU JOUR

CHANGES

	✓
MATIN	
MIDI	
GOÛTER	
SOIR	
NUIT	

URINES

	✓	✓
MATIN		
MIDI		
GOÛTER		
SOIR		
NUIT		

SELLES

	✓
MATIN	
MIDI	
GOÛTER	
SOIR	
NUIT	

PROGRAMME DE LA JOURNÉE

DATE : INDIQUER SI COOPÉRATION POUR RÉALISER L'ACTION

QUI	ACTION	👍	👎
7H			
8H			
9H			
10H			
11H			
12H			
13H			
14H			
15H			
16H			
17H			
18H			
19H			
20H			
21H			
22H			
23H			
NUIT			

PRISES DE REPAS

MATIN			
MIDI			
GOÛTER			
SOIR			
NUIT			

NOTES

MÉDICAMENTS

 ✓

MATIN	
MIDI	
GOÛTER	
SOIR	
NUIT	

HYDRATATION

 ✓ ✓

MATIN		
MIDI		
GOÛTER		
SOIR		
NUIT		

DOULEURS

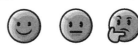

HUMEUR DU JOUR

CHANGES

 ✓

MATIN	
MIDI	
GOÛTER	
SOIR	
NUIT	

URINES

✓ ✓

MATIN		
MIDI		
GOÛTER		
SOIR		
NUIT		

SELLES

✓

MATIN	
MIDI	
GOÛTER	
SOIR	
NUIT	

PROGRAMME DE LA JOURNÉE

DATE :

INDIQUER SI COOPÉRATION POUR RÉALISER L'ACTION

	QUI	ACTION	👍	👎
7H				
8H				
9H				
10H				
11H				
12H				
13H				
14H				
15H				
16H				
17H				
18H				
19H				
20H				
21H				
22H				
23H				
NUIT				

PRISES DE REPAS

MATIN			
MIDI			
GOÛTER			
SOIR			
NUIT			

NOTES

MÉDICAMENTS

 ✓

MATIN	
MIDI	
GOÛTER	
SOIR	
NUIT	

HYDRATATION

 ✓ ✓

MATIN	
MIDI	
GOÛTER	
SOIR	
NUIT	

DOULEURS

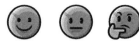

HUMEUR DU JOUR

CHANGES

 ✓

MATIN	
MIDI	
GOÛTER	
SOIR	
NUIT	

URINES

✓ ✓

MATIN	
MIDI	
GOÛTER	
SOIR	
NUIT	

SELLES

MATIN	
MIDI	
GOÛTER	
SOIR	
NUIT	

PROGRAMME DE LA JOURNÉE

DATE :

INDIQUER SI COOPÉRATION POUR RÉALISER L'ACTION

	QUI	ACTION	👍	👎
7H				
8H				
9H				
10H				
11H				
12H				
13H				
14H				
15H				
16H				
17H				
18H				
19H				
20H				
21H				
22H				
23H				
NUIT				

PRISES DE REPAS

	👎	👍	👍👍
MATIN			
MIDI			
GOÛTER			
SOIR			
NUIT			

NOTES

MÉDICAMENTS

MATIN	
MIDI	
GOÛTER	
SOIR	
NUIT	

HYDRATATION

MATIN		
MIDI		
GOÛTER		
SOIR		
NUIT		

DOULEURS

HUMEUR DU JOUR

CHANGES

MATIN	
MIDI	
GOÛTER	
SOIR	
NUIT	

URINES

MATIN		
MIDI		
GOÛTER		
SOIR		
NUIT		

SELLES

MATIN	
MIDI	
GOÛTER	
SOIR	
NUIT	

PROGRAMME DE LA JOURNÉE

DATE :

INDIQUER SI COOPÉRATION POUR RÉALISER L'ACTION

	QUI	ACTION	👍	👎
7H				
8H				
9H				
10H				
11H				
12H				
13H				
14H				
15H				
16H				
17H				
18H				
19H				
20H				
21H				
22H				
23H				
NUIT				

PRISES DE REPAS

MATIN			
MIDI			
GOÛTER			
SOIR			
NUIT			

NOTES

MÉDICAMENTS

MATIN	
MIDI	
GOÛTER	
SOIR	
NUIT	

HYDRATATION

MATIN		
MIDI		
GOÛTER		
SOIR		
NUIT		

DOULEURS

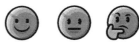

HUMEUR DU JOUR

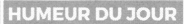

CHANGES

MATIN	
MIDI	
GOÛTER	
SOIR	
NUIT	

URINES

MATIN		
MIDI		
GOÛTER		
SOIR		
NUIT		

SELLES

MATIN	
MIDI	
GOÛTER	
SOIR	
NUIT	

PROGRAMME DE LA JOURNÉE

DATE :

INDIQUER SI COOPÉRATION POUR RÉALISER L'ACTION

QUI	ACTION	👍	👎

- 7H
- 8H
- 9H
- 10H
- 11H
- 12H
- 13H
- 14H
- 15H
- 16H
- 17H
- 18H
- 19H
- 20H
- 21H
- 22H
- 23H
- NUIT

PRISES DE REPAS

MATIN			
MIDI			
GOÛTER			
SOIR			
NUIT			

NOTES

MÉDICAMENTS

MATIN	
MIDI	
GOÛTER	
SOIR	
NUIT	

HYDRATATION

MATIN		
MIDI		
GOÛTER		
SOIR		
NUIT		

DOULEURS

HUMEUR DU JOUR

CHANGES

MATIN	
MIDI	
GOÛTER	
SOIR	
NUIT	

URINES

MATIN		
MIDI		
GOÛTER		
SOIR		
NUIT		

SELLES

MATIN	
MIDI	
GOÛTER	
SOIR	
NUIT	

PROGRAMME DE LA JOURNÉE

DATE :

INDIQUER SI COOPÉRATION POUR RÉALISER L'ACTION

QUI	ACTION	👍	👎

- 7H
- 8H
- 9H
- 10H
- 11H
- 12H
- 13H
- 14H
- 15H
- 16H
- 17H
- 18H
- 19H
- 20H
- 21H
- 22H
- 23H
- NUIT

PRISES DE REPAS

MATIN			
MIDI			
GOÛTER			
SOIR			
NUIT			

NOTES

MÉDICAMENTS

MATIN	
MIDI	
GOÛTER	
SOIR	
NUIT	

HYDRATATION

MATIN		
MIDI		
GOÛTER		
SOIR		
NUIT		

DOULEURS

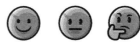

HUMEUR DU JOUR

CHANGES

MATIN	
MIDI	
GOÛTER	
SOIR	
NUIT	

URINES

MATIN		
MIDI		
GOÛTER		
SOIR		
NUIT		

SELLES

MATIN	
MIDI	
GOÛTER	
SOIR	
NUIT	

PROGRAMME DE LA JOURNÉE

DATE :

INDIQUER SI COOPÉRATION POUR RÉALISER L'ACTION

	QUI	ACTION	👍	👎
7H				
8H				
9H				
10H				
11H				
12H				
13H				
14H				
15H				
16H				
17H				
18H				
19H				
20H				
21H				
22H				
23H				
NUIT				

PRISES DE REPAS

- MATIN
- MIDI
- GOÛTER
- SOIR
- NUIT

NOTES

MÉDICAMENTS

- MATIN
- MIDI
- GOÛTER
- SOIR
- NUIT

HYDRATATION

- MATIN
- MIDI
- GOÛTER
- SOIR
- NUIT

DOULEURS

HUMEUR DU JOUR

CHANGES

- MATIN
- MIDI
- GOÛTER
- SOIR
- NUIT

URINES

- MATIN
- MIDI
- GOÛTER
- SOIR
- NUIT

SELLES

- MATIN
- MIDI
- GOÛTER
- SOIR
- NUIT

PROGRAMME DE LA JOURNÉE

DATE :

INDIQUER SI COOPÉRATION POUR RÉALISER L'ACTION

QUI	ACTION	👍	👎
7H			
8H			
9H			
10H			
11H			
12H			
13H			
14H			
15H			
16H			
17H			
18H			
19H			
20H			
21H			
22H			
23H			
NUIT			

PRISES DE REPAS

MATIN			
MIDI			
GOÛTER			
SOIR			
NUIT			

NOTES

MÉDICAMENTS

MATIN	
MIDI	
GOÛTER	
SOIR	
NUIT	

HYDRATATION

MATIN		
MIDI		
GOÛTER		
SOIR		
NUIT		

DOULEURS

HUMEUR DU JOUR

CHANGES

MATIN	
MIDI	
GOÛTER	
SOIR	
NUIT	

URINES

MATIN		
MIDI		
GOÛTER		
SOIR		
NUIT		

SELLES

MATIN	
MIDI	
GOÛTER	
SOIR	
NUIT	

PROGRAMME DE LA JOURNÉE

DATE :

INDIQUER SI COOPÉRATION POUR RÉALISER L'ACTION

QUI	ACTION	👍	👎
7H			
8H			
9H			
10H			
11H			
12H			
13H			
14H			
15H			
16H			
17H			
18H			
19H			
20H			
21H			
22H			
23H			
NUIT			

PRISES DE REPAS

	👎	👍	👍👍
MATIN			
MIDI			
GOÛTER			
SOIR			
NUIT			

NOTES

 °C

MÉDICAMENTS

💊 ✓

MATIN	
MIDI	
GOÛTER	
SOIR	
NUIT	

HYDRATATION

🥛 ✓ ✓

MATIN		
MIDI		
GOÛTER		
SOIR		
NUIT		

DOULEURS

🙂 😐 🤔

HUMEUR DU JOUR

🙂 😐 🤔

CHANGES

 ✓

MATIN	
MIDI	
GOÛTER	
SOIR	
NUIT	

URINES

✓ ✓

MATIN		
MIDI		
GOÛTER		
SOIR		
NUIT		

SELLES

✓

MATIN	
MIDI	
GOÛTER	
SOIR	
NUIT	

PROGRAMME DE LA JOURNÉE

DATE :

INDIQUER SI COOPÉRATION POUR RÉALISER L'ACTION

QUI	ACTION	👍	👎
7H			
8H			
9H			
10H			
11H			
12H			
13H			
14H			
15H			
16H			
17H			
18H			
19H			
20H			
21H			
22H			
23H			
NUIT			

PRISES DE REPAS

	👎	👍	👍👍
MATIN			
MIDI			
GOÛTER			
SOIR			
NUIT			

NOTES

 °C

MÉDICAMENTS

  ✓

MATIN	
MIDI	
GOÛTER	
SOIR	
NUIT	

HYDRATATION

🥛 ✓ ✓

MATIN		
MIDI		
GOÛTER		
SOIR		
NUIT		

DOULEURS

🙂 😐 🤔

HUMEUR DU JOUR

🙂 😐 🤔

CHANGES

 ✓

MATIN	
MIDI	
GOÛTER	
SOIR	
NUIT	

URINES

✓ ✓

MATIN		
MIDI		
GOÛTER		
SOIR		
NUIT		

SELLES

✓

MATIN	
MIDI	
GOÛTER	
SOIR	
NUIT	

PROGRAMME DE LA JOURNÉE

DATE :

INDIQUER SI COOPÉRATION POUR RÉALISER L'ACTION

QUI	ACTION	👍	👎
7H			
8H			
9H			
10H			
11H			
12H			
13H			
14H			
15H			
16H			
17H			
18H			
19H			
20H			
21H			
22H			
23H			
NUIT			

PRISES DE REPAS

- MATIN
- MIDI
- GOÛTER
- SOIR
- NUIT

NOTES

MÉDICAMENTS

- MATIN
- MIDI
- GOÛTER
- SOIR
- NUIT

HYDRATATION

- MATIN
- MIDI
- GOÛTER
- SOIR
- NUIT

DOULEURS

  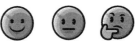

HUMEUR DU JOUR

CHANGES

- MATIN
- MIDI
- GOÛTER
- SOIR
- NUIT

URINES

- MATIN
- MIDI
- GOÛTER
- SOIR
- NUIT

SELLES

- MATIN
- MIDI
- GOÛTER
- SOIR
- NUIT

PROGRAMME DE LA JOURNÉE

DATE :

INDIQUER SI COOPÉRATION POUR RÉALISER L'ACTION

	QUI	ACTION	👍	👎
7H				
8H				
9H				
10H				
11H				
12H				
13H				
14H				
15H				
16H				
17H				
18H				
19H				
20H				
21H				
22H				
23H				
NUIT				

PRISES DE REPAS

	👎	👍	👍👍
MATIN			
MIDI			
GOÛTER			
SOIR			
NUIT			

NOTES

 °C

MÉDICAMENTS

  ✓

MATIN	
MIDI	
GOÛTER	
SOIR	
NUIT	

HYDRATATION

  ✓ ✓

MATIN		
MIDI		
GOÛTER		
SOIR		
NUIT		

DOULEURS

🙂 😐 🤔

HUMEUR DU JOUR

🙂 😐 🤔

CHANGES

  ✓

MATIN	
MIDI	
GOÛTER	
SOIR	
NUIT	

URINES

 ✓ ✓

MATIN		
MIDI		
GOÛTER		
SOIR		
NUIT		

SELLES

 ✓

MATIN	
MIDI	
GOÛTER	
SOIR	
NUIT	

PROGRAMME DE LA JOURNÉE

DATE :

INDIQUER SI COOPÉRATION POUR RÉALISER L'ACTION

QUI	ACTION	👍	👎
7H			
8H			
9H			
10H			
11H			
12H			
13H			
14H			
15H			
16H			
17H			
18H			
19H			
20H			
21H			
22H			
23H			
NUIT			

PRISES DE REPAS

	👎	👍	👍👍
MATIN			
MIDI			
GOÛTER			
SOIR			
NUIT			

NOTES

MÉDICAMENTS

 ✓

MATIN	
MIDI	
GOÛTER	
SOIR	
NUIT	

HYDRATATION

 ✓ ✓

MATIN		
MIDI		
GOÛTER		
SOIR		
NUIT		

DOULEURS

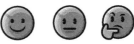

HUMEUR DU JOUR

CHANGES

 ✓

MATIN	
MIDI	
GOÛTER	
SOIR	
NUIT	

URINES

 ✓ ✓

MATIN		
MIDI		
GOÛTER		
SOIR		
NUIT		

SELLES

 ✓

MATIN	
MIDI	
GOÛTER	
SOIR	
NUIT	

PROGRAMME DE LA JOURNÉE

DATE :

INDIQUER SI COOPÉRATION POUR RÉALISER L'ACTION

QUI	ACTION	👍	👎
7H			
8H			
9H			
10H			
11H			
12H			
13H			
14H			
15H			
16H			
17H			
18H			
19H			
20H			
21H			
22H			
23H			
NUIT			

PRISES DE REPAS

MATIN			
MIDI			
GOÛTER			
SOIR			
NUIT			

NOTES

MÉDICAMENTS

MATIN	
MIDI	
GOÛTER	
SOIR	
NUIT	

HYDRATATION

MATIN		
MIDI		
GOÛTER		
SOIR		
NUIT		

DOULEURS

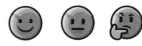

HUMEUR DU JOUR

CHANGES

MATIN	
MIDI	
GOÛTER	
SOIR	
NUIT	

URINES

 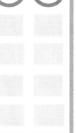

MATIN		
MIDI		
GOÛTER		
SOIR		
NUIT		

SELLES

MATIN	
MIDI	
GOÛTER	
SOIR	
NUIT	

PROGRAMME DE LA JOURNÉE

DATE :

INDIQUER SI COOPÉRATION POUR RÉALISER L'ACTION

QUI	ACTION	👍	👎
7H			
8H			
9H			
10H			
11H			
12H			
13H			
14H			
15H			
16H			
17H			
18H			
19H			
20H			
21H			
22H			
23H			
NUIT			

PRISES DE REPAS

	👎	👍	👍👍
MATIN			
MIDI			
GOÛTER			
SOIR			
NUIT			

NOTES

MÉDICAMENTS

  ✓

MATIN	
MIDI	
GOÛTER	
SOIR	
NUIT	

HYDRATATION

  ✓ ✓

MATIN		
MIDI		
GOÛTER		
SOIR		
NUIT		

DOULEURS

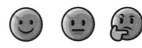

HUMEUR DU JOUR

CHANGES

  ✓

MATIN	
MIDI	
GOÛTER	
SOIR	
NUIT	

URINES

 ✓ ✓

MATIN		
MIDI		
GOÛTER		
SOIR		
NUIT		

SELLES

 ✓

MATIN	
MIDI	
GOÛTER	
SOIR	
NUIT	

PROGRAMME DE LA JOURNÉE

DATE :

INDIQUER SI COOPÉRATION POUR RÉALISER L'ACTION

	QUI	ACTION	👍	👎
7H				
8H				
9H				
10H				
11H				
12H				
13H				
14H				
15H				
16H				
17H				
18H				
19H				
20H				
21H				
22H				
23H				
NUIT				

PRISES DE REPAS

	👎	👍	👍👍
MATIN			
MIDI			
GOÛTER			
SOIR			
NUIT			

NOTES

MÉDICAMENTS

MATIN	
MIDI	
GOÛTER	
SOIR	
NUIT	

HYDRATATION

MATIN		
MIDI		
GOÛTER		
SOIR		
NUIT		

DOULEURS

HUMEUR DU JOUR

CHANGES

MATIN	
MIDI	
GOÛTER	
SOIR	
NUIT	

URINES

MATIN	
MIDI	
GOÛTER	
SOIR	
NUIT	

SELLES

MATIN	
MIDI	
GOÛTER	
SOIR	
NUIT	

PROGRAMME DE LA JOURNÉE

DATE :

INDIQUER SI COOPÉRATION POUR RÉALISER L'ACTION

	QUI	ACTION	👍	👎
7H				
8H				
9H				
10H				
11H				
12H				
13H				
14H				
15H				
16H				
17H				
18H				
19H				
20H				
21H				
22H				
23H				
NUIT				

PRISES DE REPAS

- MATIN
- MIDI
- GOÛTER
- SOIR
- NUIT

NOTES

MÉDICAMENTS

- MATIN
- MIDI
- GOÛTER
- SOIR
- NUIT

HYDRATATION

- MATIN
- MIDI
- GOÛTER
- SOIR
- NUIT

DOULEURS

HUMEUR DU JOUR

CHANGES

- MATIN
- MIDI
- GOÛTER
- SOIR
- NUIT

URINES

- MATIN
- MIDI
- GOÛTER
- SOIR
- NUIT

SELLES

- MATIN
- MIDI
- GOÛTER
- SOIR
- NUIT

PROGRAMME DE LA JOURNÉE

DATE :

INDIQUER SI COOPÉRATION POUR RÉALISER L'ACTION

QUI	ACTION	👍	👎
7H			
8H			
9H			
10H			
11H			
12H			
13H			
14H			
15H			
16H			
17H			
18H			
19H			
20H			
21H			
22H			
23H			
NUIT			

PRISES DE REPAS

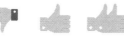

	👎	👍	👍👍
MATIN			
MIDI			
GOÛTER			
SOIR			
NUIT			

NOTES

MÉDICAMENTS

MATIN	
MIDI	
GOÛTER	
SOIR	
NUIT	

HYDRATATION

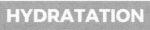

MATIN		
MIDI		
GOÛTER		
SOIR		
NUIT		

DOULEURS

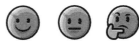

HUMEUR DU JOUR

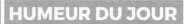

CHANGES

MATIN	
MIDI	
GOÛTER	
SOIR	
NUIT	

URINES

MATIN		
MIDI		
GOÛTER		
SOIR		
NUIT		

SELLES

MATIN	
MIDI	
GOÛTER	
SOIR	
NUIT	

PROGRAMME DE LA JOURNÉE

DATE :

INDIQUER SI COOPÉRATION POUR RÉALISER L'ACTION

	QUI	ACTION	👍	👎
7H				
8H				
9H				
10H				
11H				
12H				
13H				
14H				
15H				
16H				
17H				
18H				
19H				
20H				
21H				
22H				
23H				
NUIT				

PRISES DE REPAS

	👎	👍	👍👍
MATIN			
MIDI			
GOÛTER			
SOIR			
NUIT			

NOTES

MÉDICAMENTS

MATIN	
MIDI	
GOÛTER	
SOIR	
NUIT	

HYDRATATION

MATIN		
MIDI		
GOÛTER		
SOIR		
NUIT		

DOULEURS

😊 😐 🤔

HUMEUR DU JOUR

😊 😐 🤔

CHANGES

MATIN	
MIDI	
GOÛTER	
SOIR	
NUIT	

URINES

MATIN		
MIDI		
GOÛTER		
SOIR		
NUIT		

SELLES

MATIN	
MIDI	
GOÛTER	
SOIR	
NUIT	

PROGRAMME DE LA JOURNÉE

DATE :

INDIQUER SI COOPÉRATION POUR RÉALISER L'ACTION

QUI	ACTION	👍	👎
7H			
8H			
9H			
10H			
11H			
12H			
13H			
14H			
15H			
16H			
17H			
18H			
19H			
20H			
21H			
22H			
23H			
NUIT			

PRISES DE REPAS

	👎	👍	👍👍
MATIN			
MIDI			
GOÛTER			
SOIR			
NUIT			

NOTES

MÉDICAMENTS

💊 ✓

MATIN	
MIDI	
GOÛTER	
SOIR	
NUIT	

HYDRATATION

🥛 ✓ ✓

MATIN		
MIDI		
GOÛTER		
SOIR		
NUIT		

DOULEURS

🙂 😐 🤔

HUMEUR DU JOUR

🙂 😐 🤔

CHANGES

 ✓

MATIN	
MIDI	
GOÛTER	
SOIR	
NUIT	

URINES

✓ ✓

MATIN		
MIDI		
GOÛTER		
SOIR		
NUIT		

SELLES

✓

MATIN	
MIDI	
GOÛTER	
SOIR	
NUIT	

PROGRAMME DE LA JOURNÉE

DATE :

INDIQUER SI COOPÉRATION POUR RÉALISER L'ACTION

	QUI	ACTION	👍	👎
7H				
8H				
9H				
10H				
11H				
12H				
13H				
14H				
15H				
16H				
17H				
18H				
19H				
20H				
21H				
22H				
23H				
NUIT				

PRISES DE REPAS

	👎	👍	👍👍
MATIN			
MIDI			
GOÛTER			
SOIR			
NUIT			

NOTES

MÉDICAMENTS

  ✓

MATIN	
MIDI	
GOÛTER	
SOIR	
NUIT	

HYDRATATION

 ✓ ✓

MATIN		
MIDI		
GOÛTER		
SOIR		
NUIT		

DOULEURS

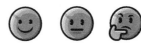

HUMEUR DU JOUR

CHANGES

  ✓

MATIN	
MIDI	
GOÛTER	
SOIR	
NUIT	

URINES

 ✓ ✓

MATIN		
MIDI		
GOÛTER		
SOIR		
NUIT		

SELLES

 ✓

MATIN	
MIDI	
GOÛTER	
SOIR	
NUIT	

PROGRAMME DE LA JOURNÉE

DATE :

INDIQUER SI COOPÉRATION POUR RÉALISER L'ACTION

	QUI	ACTION	👍	👎
7H				
8H				
9H				
10H				
11H				
12H				
13H				
14H				
15H				
16H				
17H				
18H				
19H				
20H				
21H				
22H				
23H				
NUIT				

PRISES DE REPAS

	👎	👍	👍👍
MATIN			
MIDI			
GOÛTER			
SOIR			
NUIT			

NOTES

MÉDICAMENTS

  ✓

MATIN	
MIDI	
GOÛTER	
SOIR	
NUIT	

HYDRATATION

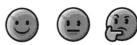 ✓ ✓

MATIN		
MIDI		
GOÛTER		
SOIR		
NUIT		

DOULEURS

HUMEUR DU JOUR

😊 😐 🤔

CHANGES

  ✓

MATIN	
MIDI	
GOÛTER	
SOIR	
NUIT	

URINES

  ✓ ✓

MATIN		
MIDI		
GOÛTER		
SOIR		
NUIT		

SELLES

 ✓

MATIN	
MIDI	
GOÛTER	
SOIR	
NUIT	

PROGRAMME DE LA JOURNÉE

DATE :

INDIQUER SI COOPÉRATION POUR RÉALISER L'ACTION

QUI	ACTION	👍	👎
7H			
8H			
9H			
10H			
11H			
12H			
13H			
14H			
15H			
16H			
17H			
18H			
19H			
20H			
21H			
22H			
23H			
NUIT			

PRISES DE REPAS

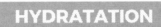

	👎	👍	👍👍
MATIN			
MIDI			
GOÛTER			
SOIR			
NUIT			

NOTES

MÉDICAMENTS

MATIN	
MIDI	
GOÛTER	
SOIR	
NUIT	

HYDRATATION

MATIN		
MIDI		
GOÛTER		
SOIR		
NUIT		

DOULEURS

  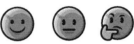

HUMEUR DU JOUR

CHANGES

MATIN	
MIDI	
GOÛTER	
SOIR	
NUIT	

URINES

MATIN		
MIDI		
GOÛTER		
SOIR		
NUIT		

SELLES

MATIN	
MIDI	
GOÛTER	
SOIR	
NUIT	

PROGRAMME DE LA JOURNÉE

DATE :

INDIQUER SI COOPÉRATION POUR RÉALISER L'ACTION

	QUI	ACTION	👍	👎
7H				
8H				
9H				
10H				
11H				
12H				
13H				
14H				
15H				
16H				
17H				
18H				
19H				
20H				
21H				
22H				
23H				
NUIT				

PRISES DE REPAS

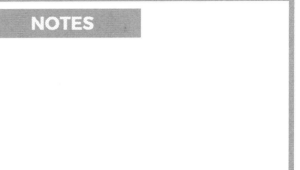

	👎	👍	👍👍
MATIN			
MIDI			
GOÛTER			
SOIR			
NUIT			

NOTES

MÉDICAMENTS

 ✓

MATIN	
MIDI	
GOÛTER	
SOIR	
NUIT	

HYDRATATION

 ✓ ✓

MATIN		
MIDI		
GOÛTER		
SOIR		
NUIT		

DOULEURS

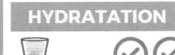

HUMEUR DU JOUR

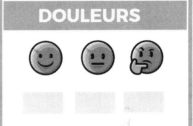

CHANGES

 ✓

MATIN	
MIDI	
GOÛTER	
SOIR	
NUIT	

URINES

 ✓ ✓

MATIN		
MIDI		
GOÛTER		
SOIR		
NUIT		

SELLES

 ✓

MATIN	
MIDI	
GOÛTER	
SOIR	
NUIT	

PROGRAMME DE LA JOURNÉE

DATE :

INDIQUER SI COOPÉRATION POUR RÉALISER L'ACTION

	QUI	ACTION	👍	👎
7H				
8H				
9H				
10H				
11H				
12H				
13H				
14H				
15H				
16H				
17H				
18H				
19H				
20H				
21H				
22H				
23H				
NUIT				

PRISES DE REPAS

	👎	👍	👍👍
MATIN			
MIDI			
GOÛTER			
SOIR			
NUIT			

NOTES

MÉDICAMENTS

 ✓

MATIN	
MIDI	
GOÛTER	
SOIR	
NUIT	

HYDRATATION

 ✓ ✓

MATIN		
MIDI		
GOÛTER		
SOIR		
NUIT		

DOULEURS

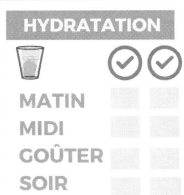

HUMEUR DU JOUR

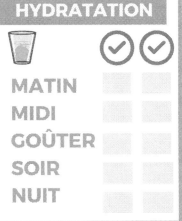

CHANGES

 ✓

MATIN	
MIDI	
GOÛTER	
SOIR	
NUIT	

URINES

 ✓ ✓

MATIN		
MIDI		
GOÛTER		
SOIR		
NUIT		

SELLES

✓

MATIN	
MIDI	
GOÛTER	
SOIR	
NUIT	

PROGRAMME DE LA JOURNÉE

DATE :

INDIQUER SI COOPÉRATION POUR RÉALISER L'ACTION

QUI	ACTION	👍	👎
7H			
8H			
9H			
10H			
11H			
12H			
13H			
14H			
15H			
16H			
17H			
18H			
19H			
20H			
21H			
22H			
23H			
NUIT			

PRISES DE REPAS

MATIN			
MIDI			
GOÛTER			
SOIR			
NUIT			

NOTES

MÉDICAMENTS

 ✓

MATIN	
MIDI	
GOÛTER	
SOIR	
NUIT	

HYDRATATION

 ✓ ✓

MATIN		
MIDI		
GOÛTER		
SOIR		
NUIT		

DOULEURS

HUMEUR DU JOUR

CHANGES

 ✓

MATIN	
MIDI	
GOÛTER	
SOIR	
NUIT	

URINES

 ✓ ✓

MATIN		
MIDI		
GOÛTER		
SOIR		
NUIT		

SELLES

 ✓

MATIN	
MIDI	
GOÛTER	
SOIR	
NUIT	

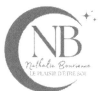

DECOUVREZ *toutes les collections*
SUR AMAZON.FR

Pour commander un nouvel exemplaire de ce cahier

retrouvez moi sur mon site

nathaliebourienne.fr

Rubrique "prendre soin"

Printed in France by Amazon
Brétigny-sur-Orge, FR

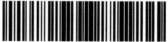